PETIT RECUEIL

DE

MÉDECINE POPULAIRE

RENNES,

SIMON, LIBRAIRE-ÉDITEUR,

PLACE DU PALAIS, 6.

1854

PETIT RECUEIL

DE

MÉDECINE POPULAIRE.

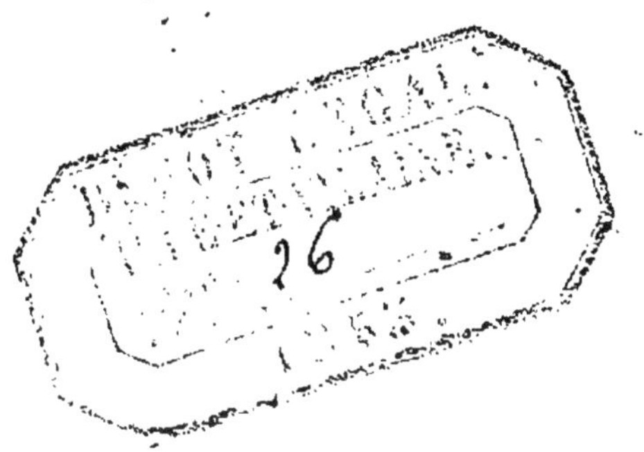

RENNES. — IMPRIMERIE DE CH. CATEL ET Cie.
RUE DU CHAMP-JACQUET, 25.

PETIT RECUEIL

DE

MÉDECINE POPULAIRE

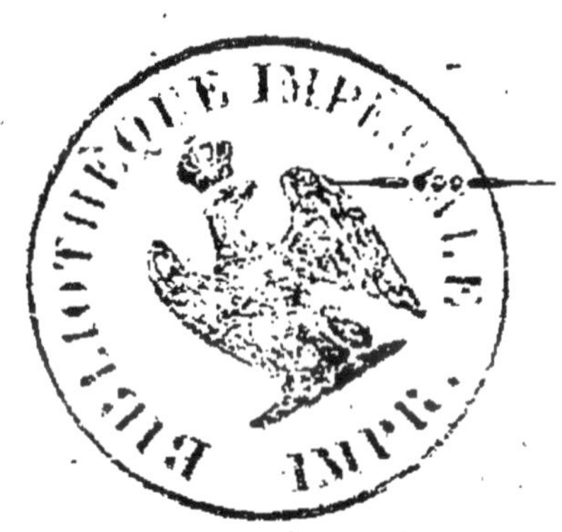

RENNES

SIMON, LIBRAIRE-ÉDITEUR,

PLACE DU PALAIS, 6.

1854

AVANT-PROPOS.

Chers amis, après bien des années de réflexion et d'expérience, nous avons enfin pris la résolution de vous laisser par écrit un certain nombre de recettes propres à guérir les maladies qui vous atteignent le plus ordinairement.

Les remèdes que nous avons l'honneur de vous offrir sont simples, faciles, peu dispendieux; vous les avez, sans le savoir, le plus souvent sous la main. Nous en avons, nous, une expérience de longues années; et nous pouvons vous le certifier, nous avons guéri grand nombre de malades qui, avant d'avoir expérimenté nos remèdes, ne trouvaient aucun soulagement à l'état de leurs souffrances.

En vous présentant ce modeste recueil, nous n'avons nullement la prétention de vous empêcher d'avoir recours aux hommes de l'art lorsque des maladies graves viendront vous atteindre et fondre pour ainsi dire sur vous. Car l'Esprit-Saint a dit à tous : Honorez le médecin à cause de la santé. *Honora medicum propter sanitatem.*

Nous ne nous proposons ici qu'un but, celui de vous être utile, et de vous procurer les moyens de soulagement, de guérison même de vos maladies, lorsque le défaut d'argent ou la trop grande distance ne vous permettent pas d'appeler auprès de vous les hommes de la science médicale.

Ce n'est point un traité spécial de médecine que nous voulons faire. Loin de nous une telle prétention. Nous voulons tout simplement mettre à la disposition de vous tous un moyen sûr de conserver, à l'aide d'une bonne hygiène, et de recouvrer même la santé qui est de tous les biens, assurément, le plus précieux pour nous.

Observations.

Il est à remarquer qu'il existe des règles générales à observer, et la violation de ces règles emporte ordinairement avec elle l'inutilité des remèdes les plus efficaces. Cependant l'observation de ces règles est facile, quoiqu'elle accuse néanmoins votre négligence. Ce n'est point ici un reproche que nous voulons vous adresser, soyez-en bien persuadés, vous nos bons amis,

C'est un excellent et salutaire conseil que nous avons l'honneur de vous donner ici, et dont nous désirons avec ardeur vous voir observateurs fidèles. D'ailleurs, il y va ici de votre avantage et de votre intérêt personnels.

Observez, en premier lieu, ponctuellement, nous dirons même scrupuleusement, la propreté dans vos maisons. Faites tous vos efforts pour y entretenir un état de salubrité. Même précaution à prendre pour tout ce qui entoure votre domicile. Ajoutez à la propreté de votre corps et de tous vos vêtements l'observation d'un régime de vie sobre et régulière; car le libertinage et la débauche détruisent bien des corps, et rendent inutiles tous les remèdes les plus efficaces.

Ces observations posées, nous allons entrer en matière ; trop heureux si nous pouvons vous être utile ici en quelque chose, pour ce qui concerne le précieux trésor de votre santé. C'est là tout notre but, toute notre prétention, tout notre désir. Si, par ce simple recueil, nous pouvons suppléer à ce qui vous manque du côté de la fortune pour vous procurer des secours qui vous sont nécessaires et qui sont au-dessus de vos ressources, nous croirons vous avoir rendu un service réel, important.

Ce qui fera tout notre bonheur.

MÉDECINE POPULAIRE.

RECETTE POUR LA GUÉRISON DE LA GALE.

Cette recette a obtenu, jusqu'ici, des succès et des résultats heureux et infaillibles. Voici son mode d'administration simple, facile et peu dispendieux; son usage n'a point l'inconvénient et la répugnance qu'entraînent les autres remèdes que l'on prescrit ordinairement pour la guérison de cette infirmité dégoûtante. Quelles sont les personnes, en effet, qui, atteintes de cette infirmité, n'auraient pas du dégoût et de l'aversion pour le remède ordinaire et banal qu'on emploie pour la guérir? On administre, en effet, en pareil cas, une certaine dose de soufre et une espèce de pommade qui ont l'inconvénient d'être désagréables, par leur infection, aux pauvres malades obligés d'y avoir recours.

Une seconde raison qui, à mes yeux, a de l'importance, c'est que les malheureux galeux rougissent et ont honte de leur état; ils sont en quelque sorte obligés de fuir la société et d'aller se cacher, comme autrefois les lépreux qui, bannis des cités et du commerce des hommes, allaient se réfugier sur le sommet des montagnes. Les personnes galeuses ne peuvent effectivement, dans leur infirmité, avoir recours au soufre et à la pommade qui, par leur odeur infecte, dévoilent à leurs semblables l'état d'infirmité qu'elles cherchent à cacher; d'où il arrive que cette maladie devient contagieuse lorsque les galeux, qui tiennent leur infirmité cachée, osent et se permettent facilement de se mettre en rapport et en contact avec ceux qui ont le bonheur d'en être exempts. De là il arrive encore que cette triste et honteuse infirmité parvient quelquefois à se perpétuer et à s'éterniser, pour ainsi dire, dans une même famille. Souvent, sur les places publiques, les galeux rencontrent des empiriques qui les trompent et les exploitent à merveille en leur débitant des drogues inutiles et, chose encore pire, fort dispendieuses. Eh bien! ces observations une fois faites, voici un remède simple, facile, peu coûteux, et presque toujours infaillible. Mais avant d'entrer dans l'explication de notre recette, il est à propos d'observer ce qui suit :

En premier lieu, nous signalons pour cause primitive et ordinaire de ce mal la malpropreté dans les maisons, et principalement la saleté dans les vêtements.

En second lieu, nous ferons observer que la guérison de cette infirmité, en négligeant l'usage de la tisane prescrite pour la purification du sang, ne pourrait s'obtenir par le seul traitement que nous prescrivons pour la délivrance de cette maladie.

Cela dit, voici maintenant le mode de composition de la tisane dont on doit nécessairement faire usage :

Premièrement, faites bouillir 47 grammes de racines de parelle dans quinze verres d'eau que vous réduirez à douze verres, passez la tisane par un linge; prenez-en trois verres par jour, une heure avant chaque repas, pendant un mois.

Secondement, broyez une forte poignée de racines de parelle, mélangée d'une poignée de gros sel. Il faut bien piler ce mélange augmenté de 4 centigrammes de beurre, en frotter les parties galeuses par cinq soirs consécutifs, et se purger ensuite. Puis, lessiver tous les vêtements qui ont touché les parties du corps frictionnées. Il faut observer que les personnes atteintes de cette maladie doivent avoir soin de coucher seules.

RECETTE POUR LA GUÉRISON DE LA TEIGNE.

Prenez trois ou quatre poignées de cresson de fontaine, faites-le frire, ou plutôt amortir dans une poële avec du saindoux ; appliquez le tout, chaud, sur la tête, en forme de calotte : cette opération doit se faire matin et soir. Chaque fois qu'on enlève le cataplasme, il faut laver la tête avec de l'urine.

Inutile de dire qu'il faut auparavant couper les cheveux le plus près possible de la peau. Cette opération doit se faire sans effusion de sang et sans que le malade éprouve de douleur. Il faut, pendant ce traitement, faire usage de la tisane suivante :

Faites bouillir 16 grammes de racines de

parelle, autant de racines de pissenlit, trois dattes, dix jujubes dans quinze verres d'eau que vous réduirez à douze ; passez la tisane par un linge, et vous en prendrez trois verres par jour, une heure avant chaque repas.

Régime.

Le malade se tiendra dans la plus grande propreté ; il changera souvent de linge. On lui lavera souvent les jambes, les cuisses, et ainsi successivement tout le corps. Ces lavages partiels se feront auprès du feu et avec beaucoup de célérité, ils seront essuyés immédiatement ; on aura grand soin d'éviter les refroidissements.

Tous les aliments sains conviennent au malade.

RECETTE POUR LA GUÉRISON DES DARTRES.

Cette maladie, aussi commune que la précédente, provient aussi le plus souvent des mêmes causes, c'est-à-dire de la malpropreté et du contact avec les personnes atteintes de cette maladie. Il faut donc observer les mêmes règles de propreté ; ensuite boire la tisane suivante :

Faire bouillir 16 grammes de racines de parelle, 8 grammes de douce-amère, 16 grammes de racines de pissenlit et une poignée de houblon dans quinze verres d'eau ; réduire l'eau à douze, passer la tisane par un linge, en prendre trois verres par jour, une heure avant chaque repas, et laver la dartre avec la tisane.

RECETTE POUR LA GUÉRISON DES CORS.

Les cors font beaucoup souffrir; ils gênent dans la marche. Vous trouvez aux foires, aux marchés, des empiriques qui vous offrent des poudres, des drogues souvent nuisibles, tout au moins inutiles; vous donnez votre argent et vous n'obtenez point la guérison de vos cors. D'autres emploient divers moyens de guérison très-dangereux, et nous avons vu des personnes fort recommandables mourir à la suite de ces moyens employés pour se guérir. On en a conclu que les cors ne pouvaient guérir; c'est une erreur. Voici un remède qui ne coûte rien, et qui, s'il ne guérit pas radicalement, soulage le patient, fait disparaître le cor au moins pendant quelque temps,

Lorsqu'il revient, il suffit de recommencer pour obtenir un résultat semblable.

Mettez quelques feuilles de lierre à infuser à froid pendant vingt-quatre heures dans de bon vinaigre, appliquez ensuite, chaque jour, soir et matin, une de ces feuilles sur le cor pendant quelques jours, et vous verrez que le cor, en l'égratignant avec les ongles, se détachera jusqu'à la racine, et cela sans la moindre douleur.

RECETTE POUR LA GUÉRISON DE LA FIÈVRE TIERCE ET QUARTE.

On est sujet à avoir la fièvre tierce et quarte, soit à cause des travaux, de la nourriture, soit par des sueurs rentrées ou des fraîcheurs. Souvent on rentre chez soi tout mouillé, et on a l'imprudence de ne pas changer de linge. Au bout de quelques jours, on éprouve les premiers frissons d'une fièvre opiniâtre; on est obligé d'interrompre son travail pendant trois, quatre, cinq, six mois et quelquefois davantage, sans pouvoir se débarrasser de cet hôte incommode. Eh bien, voici, dans ce cas, les deux remèdes que l'on conseille à ces fièvreux :

On prend, quinquina rouge, 47 grammes;
Miel blanc, 31 grammes 25 centigr.;
Sirop de capillaire, 31 gram. 25 centigr.;
Écrevisse, deux scrupules.
Méler le tout.

On prendra par quatre fois, le jour de l'interruption de la fièvre, une cuillerée à café mêlée à un demi-verre de vin rouge. On doit continuer les jours suivants, la dose une fois par jour et à jeun, jusqu'à épuisement du remède.

Tisane contre la récidive de cette fièvre.

Prendre : seconde écorse de bois de frène, 31 grammes 25 centigrammes;

Racines de pissenlit, *idem* ;

Fumeterre, une pincée.

Faire bouillir le tout dans quinze verres d'eau, jusqu'à réduction de douze verres; passer la tisane par un linge, en y ajoutant 31 grammes 25 centigrammes de sirop de quinquina; en prendre trois verres par jour, une heure avant chaque repas, pendant trois semaines.

Régime.

Éviter toute espèce de fraîcheurs et s'abstenir de lait, de galette et de fruits crus pendant quarante jours. Ce régime est de rigueur.

REMÈDE DONT L'INFAILLIBILITÉ A ÊTÉ PROUVÉE PAR DES EXPÉRIENCES RÉITÉRÉES, POUR TOUTE ESPÈCE DE PERTES ET D'HÉMORRAGIES.

Voici le mode d'administrer ce remède :

Il faut piler trois à quatre poignées d'ortie-grièche, en exprimer le jus, et en prendre à la dose de quatre cuillerées ordinaires, en y ajoutant 31 grammes 25 centigrammes de sirop de guimauve. On divise le tout en quatre doses, que l'on prend d'heure en heure.

Si on n'a pas de sirop sous la main, on peut également prendre le remède, attendu que le sirop ne lui est pas absolument nécessaire.

Remarque :

Je veux, pour ce qui regarde ce remède, que l'on prenne le mot hémorragie dans son acception la plus générale. Il faut donc entendre ici que la recette que j'ai l'honneur de livrer au public est également propre et très-efficace pour toutes les pertes de sang en général, pour le saignement de nez, enfin pour les crachements de sang les plus opiniâtres.

Toute la médecine n'offre pas un remède, contre tous les accidents, plus sûr, plus efficace, en un mot plus souverain que le précédent.

RECETTE POUR LA GUÉRISON DE LA DYSSENTERIE.

Faites bouillir 8 grammes de râpure de corne de cerf, 31 gram. 25 cent. de racines de grande consoude, une cuillerée de riz, un pavot blanc concassé, dans quinze verres d'eau, que vous réduirez à douze ; faites-y infuser une pincée de fleurs pectorales et de renouée pendant une demi-heure, passez la tisane par un linge, en y ajoutant une once de sirop de guimauve. Vous en boirez un demi-verre de deux heures en deux heures. Prendre deux demi-lavements d'amidon par jour.

Régime.

Ne manger que des choses légères et en petite quantité.

REMÈDE APPLICABLE AUX GLANDES QUI SURVIENNENT SOUS LA GORGE OU AUX DEUX COTÉS DE LA GORGE.

Ce remède consiste dans une application d'un emplâtre d'onguent de ciguë qui suffira pour faire fondre ces glandes. Pendant la durée de l'application de cet emplâtre, qui peut se prolonger pendant quelques semaines, le malade fera usage de la tisane suivante :

Faites bouillir 31 grammes 25 centigr. de racines de parelle, autant de racines de bardane, qu'on appelle, dans le langage vulgaire, *pessart* ou *pessereul*, autant de racines de pissenlit, dans quinze verres d'eau ; jusqu'à réduction de douze verres. Passer la tisane par un linge, et y ajouter 31 grammes 25 centigrammes de sirop d'absinthe; en prendre trois verres par jour, une heure avant chaque repas, pendant un mois.

REMÈDE CONTRE LA RÉTENTION D'URINE ET LA COLIQUE.

La rétention d'urine est une maladie assez commune, qui fait beaucoup souffrir et occasionne souvent des maladies dangereuses.

Prenez une poignée de feuilles et de racines de violette, une pincée de fleurs pectorales, un pavot blanc concassé, une poignée de pariétaire, versez sur le tout douze verres d'eau bouillante que vous laisserez infuser pendant une demi-heure, passez la tisane par un linge, et y ajoutez 31 grammes 25 centigrammes de sirop de guimauve; vous en boirez trois verres par jour, une heure avant chaque repas, pendant quinze jours.

Il faut s'abstenir de toute espèce d'aliments échauffants.

REMÈDE CONTRE LA SURDITÉ ET LE BOURDONNEMENT D'OREILLES.

De tous côtés on rencontre des personnes

qui se plaignent de la surdité. Cette infirmité vient à tout âge et elle est d'une grande incommodité dans le commerce de la vie. Si votre surdité ou le bourdonnement que vous éprouvez n'est point de trop vieille date, faites un des remèdes suivants, et vous vous en trouverez bien.

Il faut acheter de l'huile de baume, mettre une gaule de bois de frêne à brûler, en recueillir l'huile qui en découle, et la mêler avec l'huile de baume. Cela fait, vous introduirez deux ou trois gouttes de cette huile dans l'oreille, ayant soin de la boucher avec du coton; vous continuerez ce remède tous les jours jusqu'à guérison.

AUTRE REMÈDE CONTRE LA SURDITÉ.

Mettez le soir deux ou trois gouttes d'huile d'olive dans l'oreille, bouchez-la avec du coton, le lendemain matin seringuez l'oreille avec de l'eau de savon. Vous répèterez ce remède pendant quelques jours.

RECETTE POUR LA GUÉRISON DES TAIES DES YEUX.

Il faut brûler un linge de toile de chanvre de la dimension de la main sur le revers d'une assiette, dissiper la cendre en soufflant, ajouter un peu de salive, détacher l'huile de l'assiette, mélanger le tout avec l'extrémité d'une plume, et en faire une application par jour sur la taie jusqu'à parfaite guérison.

REMÈDE POUR FAIRE DISPARAITRE LE SANG QUI SE PORTE SUR LE BLANC DES YEUX.

Prenez quelques feuilles appelées vulgairement *moron rouge,* de fraisiers ; de trèfle des champs, de verveine, de plantain, pilez toutes ces feuilles et en extrayez le jus.

La manière de s'en servir est d'en laisser tomber une forte goutte dans l'œil une fois le jour.

RECETTES POUR GUÉRIR LES BRULURES.

Il arrive très-souvent que des personnes se brûlent d'une manière considérable, soit en renversant sur elles de l'eau bouillante, soit en tombant dans le feu ; la douleur est très-vive, et si l'on n'apporte pas un prompt remède, il peut en résulter des accidents très-graves. Voici donc plusieurs remèdes excellents, vous pouvez choisir à votre volonté.

Premier remède.

Battez un blanc d'œuf avec deux euillerées d'huile d'olive, trempez un linge fin et appliquez-le sur la brûlure, renouvelez ce linge imbibé de cinq heures en cinq heures.

Ce remède a l'avantage de se trouver partout, d'être prêt sur-le-champ, ce qui est très-important dans les brûlures, qui sont d'autant moins fâcheuse qu'on applique plus promptement le remède.

Second remède.

Prenez 47 gram. d'huile d'olive, 31 gram. 25 centigr. de cire vierge, le jaune de deux œufs durcis sous la cendre.

Faites fondre la cire sur un feu doux, ajoutez ensuite l'huile et les jaunes d'œufs en remuant le tout jusqu'à ce qu'il ait acquis la consistance d'onguent, que l'on peut garder pour cet usage.

La manière de s'en servir est d'étendre une couche mince de cet onguent froid sur du linge, et d'en couvrir la partie brûlée. Ce qu'on répètera deux fois le jour jusqu'à la guérison, qui sera prompte.

RECETTE POUR LA GUÉRISON DU PANARIS.

Le panaris s'annonce ordinairement par un faible battement que l'on ressent dans le doigt malade, bientôt il augmente ; l'on éprouve de la chaleur, puis une douleur de plus en plus vive ; voilà les symptômes de cette maladie douloureuse qui dure longtemps, enlève le sommeil du malade, et souvent le prive pour toujours de l'usage du doigt attaqué. Voici un remède sûr, et dans bien des cas il a toujours réussi.

Aussitôt que l'on ressent les premières atteintes du mal, il faut prendre le jaune d'un œuf frais, de la résine gros comme le pouce, la réduire en poudre très-fine, bien mélanger ces deux ingrédients sans feu, envelopper le doigt avec un linge trempé dans ce remède, le renouveler de trois heures en trois heures jusqu'à la guérison, qui sera prompte.

AUTRE REMÈDE POUR LA GUÉRISON DU PANARIS.

Lorsque le mal a fait des progrès et que l'on n'a pas employé le premier remède, en voici un second qui opérera sûrement.

Il faut prendre trois ou quatre poignées de feuilles d'oseille des champs, la piler et la réduire en bouillie, en faire une boulette grosse comme un œuf, la mettre dans une cuiller et la plonger trois minutes dans un verre de lait bouillant, en couvrir le doigt et ne l'ôter que vingt-quatre heures après; arroser de temps en temps, sans développer le doigt, avec le lait. Trois ou quatre cataplasmes semblables suffisent pour guérir complétement. Pour achever de cicatriser la plaie on la frotte avec un peu de graisse, en y ajoutant un peu de cendre qui doit exclure celle de bois de châtaignier.

Ce remède, qui est très-simple, est un des plus sûrs contre les panaris.

C'est une guérison bien fâcheuse, que celle qui ne s'obtient que par la destruction d'une partie de nous-mêmes ; et on ne saurait trop apprécier les remèdes qui guérissent sans le secours des opérations.

RECETTE POUR LA GUÉRISON DES PLAIES RÉCENTES ET ÉCORCHURES.

A chaque instant les hommes de la campagne et les ouvriers sont exposés à se blesser, et n'ont pas sous la main de remède propre à les soulager ; s'ils négligent la blessure qui leur semble légère, ils s'exposent à empirer le mal, la plaie s'envenime, et pour se guérir ensuite il leur faut passer un long espace de temps sans travailler.

Voici un remède bien simple et à la portée de tous :

Aussitôt que vous vous êtes blessé, lavez d'abord la plaie avec de l'eau fraîche, enlevez avec soin les corps étrangers, rapprochez les chairs, ensuite pansez la plaie avec l'onguent suivant :

Prenez 31 gram. 25 centigr. de vieille graisse, nettoyez-la de ses peaux, ensuite de la résine gros comme le pouce, réduisez-la en poudre très-fine, mêlez peu à peu la résine avec la graisse, jusqu'à consistance d'onguent. Ce remède doit être fait sans feu.

Étendez ensuite une couche mince de cet onguent sur un linge un peu plus grand que la plaie, renouvelez l'emplâtre deux fois par jour, ayant soin de ne point enlever ce qui se trouve attaché autour de la plaie.

RECETTE POUR LA GUÉRISON DE PLAIES PLUS INVÉTÉRÉES.

Voici un remède qu'il serait facile de se procurer partout, si une personne intelligente, charitable, voulait se charger, en suivant les prescriptions que nous allons détailler plus bas, de composer ce remède et de le vendre à un prix modéré aux personnes qui en auraient besoin. Une fois ce remède connu et son efficacité constatée, tout le monde voudrait avoir de ces poudres salutaires.

Ces poudres sont très-bonnes pour toute espèce de plaies : meurtrissures, engorgement des poignets ; pour des douleurs, des entorses, des brûlures.

Pour obtenir une guérison certaine, il faut pour les plaies, surtout pour celles qui sont vieilles, prendre la tisane dont voici la composition :

Faire bouillir 16 grammes de racines de parelle, autant de racine de pissenlit, six figues et 31 grammes 25 centigrammes de raisins secs dans quinze verres d'eau à réduire à douze; laissez refroidir et passez la tisane par un linge, prenez-en trois verres par jour, une heure avant chaque repas.

Pour obtenir la guérison, le repos est nécessaire; il faut s'abstenir de liqueurs fermentées. Pour les plaies aux jambes, il est bon de garder le lit, ou si l'on veut être debout, tenir autant que possible la jambe horizontalement placée sur une chaise.

Il faut bien observer aussi que ceux qui se livrent à la débauche, à l'ivrognerie, ne guérissent jamais, à moins qu'ils ne changent de conduite; et si, après la guérison, ils reprennent leur premier genre de vie, le mal reparaîtra aussitôt, le sang prendra une âcreté plus forte, et des ulcères ou des plaies cancéreuses se formeront. Voici en quoi consiste le remède auquel il ne faut ni ajouter ni retrancher :

Du vitriol vert, 750 grammes;

Vert de gris, 62 grammes 50 centigr. ;

De l'alun, 500 grammes;

Sel ammonniac, 31 gram. 25 centigr.;

Camphre, 16 grammes.

Tous ces ingrédients doivent être pilés séparément par le pharmacien, et on met le camphre à dissoudre dans de l'esprit-de-vin ou dans un peu d'eau-de-vie.

Mettez ensuite les quatre autres drogues dans une casserole de terre neuve ou un pot vernissé, faites fondre et bouillir à petit feu, et versez le camphre dans la casserole; faites cuire le tout jusqu'à ce qu'on voie paraître cinq ou six bouillons de la grosseur d'un œuf, ayant soin de remuer toujours avec une baguette de fer. Une fois ces drogues cuites, on laisse refroidir le remède jusqu'au lendemain, pour le faire passer, en quelque sorte, à l'état de pétrification. Pour ne point endommager ce remède dont on va faire usage, on est obligé de briser le vase qui le contient. On pile ce remède dans un mortier de pierre, on l'étamise ensuite, et l'on renferme la poudre dans une bouteille hermétiquement bouchée.

Pour faire usage de ces poudres, on en met 8 grammes dans un litre d'eau froide. Au moment de leur application, on agite fortement la bouteille, on met un verre de cette eau à tiédir sur la cendre rouge. On applique sur la plaie un linge imbibé de cette eau, ayant soin d'appliquer un nouveau linge mouillé dès que le premier commence à sécher. Ceci est très-important pour empêcher le linge de se coller à la plaie et de l'écorcher. Lorsque vous aurez touché cette eau, vous aurez grand soin de vous laver les mains. Il ne faut jamais se servir pour autre chose de la bouteille qui renferme cette eau ou ces poudres, parce qu'elles contiennent du verre-de-gris. Les personnes qui ont des plaies profondes prendront un peu de charpie trempée dans cette eau, et la placeront doucement sur la plaie, en observant ce qui est dit pour le linge, qu'on ne doit pas laisser sécher.

Ce même remède est également souverain pour meurtrissures, engorgements, douleurs, brûlures et entorses. Mais dans ce dernier cas, ayez soin de couvrir cinq ou six fois par jour la partie douloureuse d'un linge trempé dans cette eau. Ce premier linge doit être recouvert d'un second, pour ne pas tacher les vêtements et le linge de lit. L'excellence de ces poudres est reconnue propre aussi à la guérison des plaies et écorchures des chevaux, mais la dose doit être plus forte.

REMÈDE CONTRE LES VERS.

Le remède suivant est peu dispendieux et très-efficace.

Prenez une forte pincée d'absinthe de mer, faites-la bouillir dans trois verres d'eau, à réduire de moitié ; la préparation doit se faire le soir et le lendemain matin ; passez le remède par un linge.

Voici les proportions de son administration, relative à l'âge des personnes qui doivent en faire usage :

Pour un enfant de deux ans, faites-lui en prendre trois matins à jeun, la quantité de deux cuillerées à bouche, avec du lait sucré en même proportion. Pour un enfant de sept ans, quatre cuillerées ; à un enfant de douze ans, un demi-verre, en mêlant toujours du lait en même quantité. Il est bon de répéter ce remède tous les trois mois.

RECETTE POUR GUÉRIR TOUTE ESPÈCE DE DOULEURS, MÊME RHUMATISMALES.

Plus les remèdes sont simples, et plus ils sont utiles; en voici un de l'efficacité duquel on pourrait douter, tant il est simple. Cependant il a opéré bien des guérisons; ayez donc confiance.

Faites bouillir quatre ou cinq tuiles neuves dans une chaudronnée d'eau pendant trois minutes. Immédiatement après cette préparation, le membre affecté doit, pendant une demi-heure, suinter sur le bain et sous une couverture de laine, qui doit couvrir bien hermétiquement le chaudron et tout son contour.

On cite pour exemple un homme dont un genou, menacé d'une tumeur blanche, a été radicalement guéri par ce remède au bout de onze bains réitérés.

Chacun de ces bains exige un renouvellement de tuiles neuves.

CATAPLASME POUR FAIRE ABOUTIR, EN QUELQUES HEURES, UN DÉPOT QUELCONQUE.

Râpez une forte carotte, et mettez-la dans une casserole avec quatre cuillerées de miel et 93 gram. 75 centigr. de farine de seigle. Faites bouillir le tout une heure, en remuant. Étendez ensuite une couche d'onguent sur un linge que vous appliquerez sur le dépôt ou sur le clou; vous renouvellerez cet emplâtre soir et matin pendant deux ou trois jours. Le dépôt bien vidé, vous cicatriserez la plaie avec de l'onguent de résine et de graisse.

RECETTE DE FAMILLE CONTRE LE MAL-CADUC.

Alcali volatil fluor à administrer proportionnellement à la force et à l'âge des personne épileptiques.

Pour un homme fort, vingt gouttes; pour une femme d'une bonne constitution, dix-huit gouttes; pour un enfant âgé de dix à douze ans, huit gouttes. Ces proportions relatives doivent être administrées à jeun dans un verre d'eau froide par trois matins consécutifs, au décours de trois lunes consécutives. Pendant l'administration de ce remède, le célibat est conseillé aux épileptiques.

TISANE PURGATIVE CONTRE L'HYDROPISIE.

Prenez des racines de parelle, de chardon-roland, d'arrête-bœuf, de chacune 16 grammes, de celles d'Enula Campana, 8 grammes. Coupez le tout par morceaux et faites-le bouillir dans douze verres d'eau, à réduire à neuf verres.

Ajoutez à la dernière demi-heure des feuilles d'aigremoine, de chicorée sauvage, de cerfeuil, de chacune une poignée, passez la tisane par un linge et y ajoutez 31 gram. 25 centigr. de sirop de Nerprun.

La dose est d'un verre tiède trois fois le

jour, deux le matin et un l'après-dîner, en omettant le dernier si l'évacuation est suffisante, et en accompagnant chaque dose d'un léger potage.

Remarque.

Cette tisane évacue abondamment les eaux par les selles et par les urines, ce qui la rend propre contre l'hydropisie.

RECETTE CONTRE LA RÉTENTION D'URINE.

Faites bouillir 31 gram. 25 cent. de racines d'arrête-bœuf, une poignée de pariétaire, une demi-poignée d'alléluia et de chiendent, dans quinze verres d'eau que vous réduirez à douze; passez la tisane par un linge, en y ajoutant 31 gram. 25 cent. de sirop des cinq racines apératives ; vous en prendrez trois verres par jour, une heure avant chaque repas, pendant quinze jours.

AVIS IMPORTANT POUR LA CONSERVATION DE LA SANTÉ DES HOMMES.

En général, les hommes de la campagne se font saigner pour la moindre indisposition. A l'exception des cas suivants, c'est-à-dire de la fluxion de poitrine, de la pleurésie, de chutes, de coups graves, ou d'attaques d'apoplexie, les hommes ne doivent jamais se faire tirer de sang, ni par saignée, ni par application de sangsues.

Ils doivent, pendant dix à douze jours, diminuer leur nourriture et leur boisson, prendre pendant ce temps des bouillons rafraîchissants et se purger.

Ou bien prendre la tisane suivante :

Prenez 62 gram. 50 centigr. d'avoine, de la racine de chicorée sauvage, 47 grammes, faites bouillir le tout une demi-heure dans neuf verres d'eau, ajoutez-y sur la fin une cuillerée de miel et 8 grammes de cristal minéral, laissez bouillir le miel pour l'écumer une ou deux fois.

Cette tisane se prend, pendant quinze jours, à la dose de deux verres tièdes, le matin à jeun et autant le soir, une heure avant le souper, pour les personnes robustes, et d'un verre le matin et autant le soir pour les personnes délicates.

Il est bon de prendre cette tisane deux fois par an, au printemps et à l'automne.

DOUBLE REMÈDE POUR LA GUÉRISON DU RHUME.

Quand un rhume provient de sueurs rentrées, et que le rhume prend de l'intensité à cause de la négligence qu'on met à le soigner, remédiez-y d'abord par l'usage d'une tisane pectorale dont voici la composition :

Faites bouillir six figues, dix jujubes, une pincée de capillaire dans quinze verres d'eau, à réduire à douze ; faites-y infuser une pincée de fleurs pectorales pendant une demi-heure, passez la tisane par un linge et y ajoutez une once de sirop de guimauve; prenez-en trois verres par jour, une heure avant chaque repas. Mais si, en second lieu, le rhume se montre tenace, on peut alors y remédier par l'application d'un vésicatoire au bras.

PRESCRIPTION POUR LA GUÉRISON DES FLEURS BLANCHES.

Les personnes atteintes de cette maladie feront bouillir une cueillerée d'orge, une pincée de capillaires, 16 grammes de racines de parelle, 31 grammes 25 centigrammes de racine de grande consoude, dans quinze verres d'eau qu'elles feront réduire à douze verres, ajoutez sur la fin une poignée de feuilles de violette et demi-poignée de feuilles de soucis. Passez la tisane par un linge en y ajoutant 31 gram. 25 centigr. de sirop de guimauve, trois verres par jour, une heure avant chaque repas, pendant un mois.

L'expérience journalière nous a fait voir l'efficacité de ce remède. Ainsi, on peut l'employer avec confiance. Mais ce remède doit être secondé par un régime de vie exact, ne mangeant rien qui puisse former de mauvaises digestions; car cette maladie, une des plus rebelles et des plus communes, provient, pour l'ordinaire, d'une difficulté de digestion, et on ne saurait apporter trop d'attention au choix des aliments convenables, lorsqu'on peut le faire commodément.

Régime.

Abstinence de toute crudité et de salaison.

REMÈDE CONTRE LA JAUNISSE ET LES PALES COULEURS.

Faites infuser, à froid, pendant la nuit, dans un pot d'eau fraîche, une poignée de clous rouillés et une poignée de scolopendre, bien laver le tout, et s'en servir pour boisson aux repas. De deux jours l'un renouveler les clous, et tous les jours la scolopendre.

Remarque.

Pour les personnes qui ont la poitrine faible et qui toussent, une simple infusion de scolopendre suffira, et on retranchera l'infusion des clous.

PRESCRIPTION RELATIVE AUX PALPITATION DE COEUR.

Décoction de capillaire, 62 gram. 50 cent. ;
Eau distillée de souci,
De fumeterre,
De chardon béni,
De piloselle,
De tilleul,
De bourrache, de chacune 62 grammes
50 centigrammes ;
Eau de mélisse, 93 gram. 75 centigr. ;
Eau de fleurs d'oranger, 23 gram. 44 cent.
Sirop d'œillet, 31 gram. 25 centigr. ;
Sirop d'armoise, *idem ;*

En prendre deux cuillerées une heure avant chaque repas, pendant quinze jours.

REMÈDE POUR FAIRE ÉVADER LE LAIT.

Lorsqu'une mère a eu le malheur de perdre son enfant en naissant ou peu de temps après, elle éprouve une difficulté extrême à se débarrasser de son lait ; il en est de même à l'égard des mères qui mettent leurs enfants à la nourrice : elles souffrent, et souvent des maladies très-graves en sont la suite.

Voici un remède très-simple qui leur procurera un soulagement efficace :

Faites bouillir une pincée de persil cinq minutes dans deux verres de lait doux, passez le lait par un linge, et prenez-le à jeun, en continuant ce remède pendant trois matins de suite.

AGE CRITIQUE DE LA FEMME.

Les femmes parvenues à l'âge critique doivent, dans les crises de cet âge, se faire appliquer de quinze à vingt sangsues au siége, et se purger.

Que de femmes meurent à l'âge de cinquante et de soixante ans, qui auraient eu de longues années encore si elles avaient pris les remèdes nécessaires à leur position

---

REMÈDE CONTRE LA CONSTIPATION.

Il faut manger quelques jours de suite, le matin à jeun, une rôtie de mie de pain; cette rôtie doit être arrosée de bonne huile d'olive.

REMÈDE CONTRE LE COMMENCEMENT D'UN RHUME.

Il faut prendre, le soir en se mettant au lit, un bol de lait chaud dans lequel on mettra deux cuillerées ordinaires d'eau-de-vie. Ceci, en provoquant la sueur, sert admirablement à la délivrance d'un rhume qui ne fait que commencer.

CONCLUSION.

Mes bons amis,

Nous voici donc arrivés à la fin de ce petit recueil dans lequel nous vous avons présenté des remèdes propres à vous guérir des maladies les plus communes, des infirmités les plus généralement répandues dans la campagne. Les recettes que nous donnons ont réussi presque toujours; elles seront pour vous un trésor, surtout si vous obéissez bien aux prescriptions que nous vous enjoignons. Mais en vain nous vous donnerons des remèdes à votre portée, en vain même nous vous aurons guéri, vous retomberez certainement, si vous oubliez le régime souverain sans lequel pas de guérison possible. Quel est donc ce régime? C'est la sobriété et la bonne conduite; et vous ne trouverez ces deux conditions nécessaires à la santé que dans la religion mise en pratique. Soyez donc de véritables chrétiens, et vous serez sobres; tempérants, et vous aurez la santé. Pour vous rendre cette vérité plus sensible, permettez-moi de finir par un dialogue entre un vieillard et un jeune homme sur ce qui est utile à la santé, dialogue qui convient parfaitement à notre sujet.

Dialogue entre un vieillard et un jeune homme, sur ce qui est utile à la santé (1).

LE JEUNE HOMME. Veuillez me dire, vénérable vieillard, quelles sont les choses que vous regardez comme le plus utiles à la

(1) Ce dialogue est une imitation d'un dialogue italien d'Agnolo Pandolfini. — Agnolo *ou* Angelo Pandolfini naquit à Florence vers 1356, et mourut dans la même ville en 1446, âgé de plus de 90 ans. Il a écrit un ouvrage intitulé : *Traité du gouvernement de la famille.* Les Italiens regardent cet ouvrage comme un chef-d'œuvre, et comme un des beaux ornements de leur littérature.

conservation de la santé. Je vous en croirai, vous, puisque, malgré vos vieux ans, vous paraissez encore jouir de la fraîcheur de la jeunesse ; votre teint est clair, votre voix sonore, vos yeux excellents, votre démarche assurée ; vos nerfs sont flexibles et vos membres souples et sains. En vérité, c'est une chose fort rare à l'âge où vous êtes.

Le vieillard. Grâce à Dieu, je me sens aussi bien portant que jamais ; j'avoue cependant que je suis moins vigoureux qu'autrefois ; mais ce n'est pas tant la force et la vigueur qu'on doit attendre des gens de mon âge, que la sagesse et la prudence. Je remercie donc le Ciel de ce que, avec mes quatre-vingts ans, je me vois libre et exempt de cette multitude d'infirmités qui d'ordinaire accablent la vieillesse. Oui, j'en remercie le Ciel, et je m'en fais un sujet de gloire ; car la santé du vieillard est une preuve de la bonne conduite qu'il a menée dans sa jeunesse.

Le jeune homme. Je vous comprends : vous me dites adroitement que si je veux parvenir à une heureuse vieillesse, je dois, maintenant que je suis jeune, avoir une conduite sage et vertueuse.

Le vieillard. Je suis bien aise, mon fils, que vous ayez deviné ma pensée. N'oubliez jamais que la bonne conduite est la base de la bonne santé. Si pendant votre jeunesse vous êtes sincèrement vertueux, si vous vivez en bon et véritable chrétien, si vous résistez à vos passions, et si vous avez soin de tenir toujours votre conscience pure et nette de toute faute grave, vous pouvez être assuré que vous recueillerez dans votre vieillesse les fruits de vos vertus, je veux dire la santé, sans parler de l'estime et du respect de tout le monde, sans parler surtout de la tranquillité avec laquelle vous verrez venir la mort, que vous envisagerez comme le moyen d'arriver à une éternelle récompense.

Le jeune homme. Je vous promets de graver dans ma mémoire ces sages conseils, et de les retracer dans toute ma conduite. Ils me rappellent ces paroles que ma tendre mère me répétait si souvent : *Mon fils, mon fils, la paix de la bonne conscience contribue beaucoup à la santé du corps.* — Mais que faut-il encore que je fasse pour me bien porter ?

Le vieillard. Il faut que vous preniez un exercice modéré et agréable. L'exercice conserve la vie, entretient la chaleur et la vigueur naturelle ; il donne de la souplesse à tous les membres et de la force aux muscles et aux nerfs ; il purifie la masse du sang, et prévient ainsi beaucoup de maladies souvent dangereuses. S'il est utile aux vieillards, il est surtout nécessaire aux jeunes gens. Sans exercice, on devient malade, languissant, on végète, et l'on tombe dans une noire mélancolie. Souvenez-vous de ce que l'histoire nous rapporte de Socrate ; on dit qu'il sautait et qu'il dansait chez lui pour s'exercer, lorsqu'il ne pouvait le faire autrement. Contractez donc l'habitude de prendre tous les jours un peu d'exercice ; accoutumez-vous à ne craindre ni le chaud, ni le froid, ni la pluie, ni la neige, ni toutes les intempéries de l'air et des saisons. Quelle honte pour un jeune homme de n'oser faire un pas hors de la maison, parce qu'il tombe un peu de pluie ou de neige, ou bien parce qu'il gèle, ou parce que le soleil est trop ardent ! Endurcissez votre corps petit à petit à toutes ces choses, et bientôt vous vous en saurez bon gré ! Quand j'avais votre âge, j'étais extrêmement faible et fluet, je ne sortais presque jamais de la maison, l'hiver à cause du froid, et l'été à cause de la chaleur. Un prêtre, proche parent de ma mère, vint passer alors deux mois avec nous ; il fut touché de mon état de faiblesse et d'inanition. *Flore,* dit-il à ma mère, *ton fils a une bien mauvaise santé ; heureusement je sais un remède capable de lui donner des forces et de lui rendre l'appétit qu'il a perdu. Ce remède n'a rien de dangereux ; au contraire, il est très-agréable ; si tu veux me le permettre, dès demain nous en ferons usage. — Oh ! volontiers,* répond vivement ma bonne mère ; *mais, hélas ! je crains bien qu'il soit inutile comme tant d'autres. — Sois sans inquiétude à cet égard ; je suis sûr de celui-ci. Mais comme il se trouve dans la campagne, il faudrait que ton fils m'aidât à le chercher. — Il sera bien fatigué, le pauvre enfant ! — Fatigué ! non ! non.....* Ce cher cousin, pour lequel je conserverai une éternelle reconnaissance, me faisait donc tous les jours chercher ce remède avec lui dans les champs, dans les bois, à travers les broussailles. D'abord nous n'allâmes pas fort loin, parce que je me fatiguais facilement ; mais peu à peu nos promenades devinrent plus longues. Bientôt je fus capable de franchir des fossés, des ruisseaux, de gravir des côtes escarpées, etc., etc.... — Et le remède? — Le remède! Nous le cherchions depuis deux mois, et nous ne l'avions pas encore rencontré. Cependant je me portais bien; j'avais bon appétit; mes joues étaient redevenues fraîches et vermeilles; j'étais gai et folâtre, tout autre, en un mot..... Tout le monde s'apercevait de cet heureux changement, et en félicitait ma mère, qui ne savait comment en témoigner sa reconnaissance à son parent. Elle s'imaginait qu'il avait trouvé le remède dont il lui avait parlé, et qu'il me l'avait adroitement fait prendre sans que je m'en aperçusse. *Mon cher cousin*, lui dit-elle enfin, *ton remède a produit son effet au-delà de toutes mes espérances; il a rendu la vie à mon pauvre Charles; serais-tu assez bon pour me le faire connaître? — Très-volontiers. Ce remède est fort simple, et si ton fils continue à en faire usage, il jouira toujours d'une excel-*

lente santé. — Quel est-il donc? — C'est l'exercice. Depuis deux mois que, sous prétexte de chercher un remède imaginaire, je fais courir cet enfant à travers les bois et les champs, vois quel changement s'est opéré en lui. Il était maigre, pâle, blême; aujourd'hui, il reprend de l'embonpoint et ses couleurs lui reviennent. Il était morne, triste, silencieux; aujourd'hui, il est gai, folâtre, aimable et paraît toujours content. Il était sans appétit, et se sentait presque toujours incommodé par le peu de nourriture qu'il prenait; aujourd'hui, il mange bien, digère de même et tout lui profite..... Cependant, notre cher cousin fut obligé de nous quitter pour retourner à ses occupations. Moi, je continuai à prendre tous les jours un peu d'exercice, et par ce moyen me voilà arrivé à l'âge de quatre-vingts ans.

Le jeune homme. Je ferai comme vous, autant que je le pourrai. Mais vous savez que nous autres jeunes gens, il ne nous est pas toujours possible de prendre de l'exercice autant que nous en aurions besoin. Nous ne sommes pas maîtres de nos actions, et il ne nous est pas souvent libre de sortir quand bon nous semble. Que faire donc ?

LE VIEILLARD. Rarement il arrive qu'on ne puisse s'adonner à aucun exercice ; mais si cela vous arrivait, il faudrait vous souvenir alors plus que jamais que la sobriété et la tempérance sont extrêmement utiles pour la conservation de la santé. Ne mangez et ne buvez pas, à moins que vous ne sentiez la faim et la soif ; autrement vous vous surchargeriez l'estomac, vous le rendriez incapable de remplir ses fonctions, et avec le temps vous le détruiriez. Telle est ma pratique à moi : quand l'heure du repas est arrivée et que je suis à table, j'ai soin de consulter mon appétit, et de manger toujours moins que je ne le pourrais faire sans m'incommoder. C'est en agissant constamment de la sorte, et en ne prenant jamais rien entre mes repas, que je me suis conservé en bonne santé jusqu'à présent; j'en remercie le Seigneur. — Vous devez encore faire une grande attention à deux choses : la première, c'est de ne pas rester trop longtemps au lit (sept ou huit heures de repos suffisent), et de vous lever toujours de bonne heure; la seconde, c'est de ne point user de liqueurs fines, de vins délicats, de mets trop recherchés, parce que rien n'est plus préjudiciable à la santé. En un mot, tâchez de connaître la nourriture et les boissons qui vous deviennent nuisibles, et abstenez-vous-en.

LE JEUNE HOMME. Ainsi donc, la paix de la bonne conscience, laquelle est le fruit de la bonne conduite et de la vertu, l'exercice, la tempérance et le soin de s'abstenir de toute nourriture et de toute boisson nuisibles, voilà ce qui conserve la santé.

D. PINART,

Professeur au petit séminaire de Saint-Germer.

TABLE.

FIN DE LA TABLE.

www.ingramcontent.com/pod-product-compliance
Ingram Content Group UK Ltd.
Pitfield, Milton Keynes, MK11 3LW, UK
UKHW020414230726
13925UKWH00004B/1431

9 782014 067217